Mit freundlicher Unterstützung

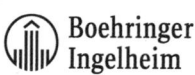

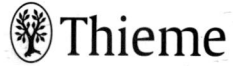

Kurzfassung der COPD-Leitlinie 2018

Herausgegeben von
Deutsche Atemwegsliga und Deutsche Gesellschaft
für Pneumologie und Beatmungsmedizin

Peter Kardos
Carl-Peter Criée
Heinrich Worth

5 Abbildungen

Georg Thieme Verlag KG
Stuttgart · New York

Autorenanschriften:
Dr. med. Peter Kardos
Gemeinschaftspraxis und Zentrum
Allergologie, Pneumologie, Schlafmedizin
Dres. med. Kardos, Iwantscheff & Dogan
Scheffelstraße 33
60318 Frankfurt am Main
pkardos@aol.com

Prof. Dr. med. Carl-Peter Criée
Evangelisches Krankenhaus
Göttingen-Weende
Abt. Pneumologie
Pappelweg 5
37120 Bovenden
criee@ekweende.de

Prof. Dr. med. Heinrich Worth
Praxis Drs. Bily/Kellermann
Facharztforum Fürth
Bahnhofplatz 6
90762 Fürth
heinrich.worth@t-online.de

Bibliografische Information
der Deutschen Nationalbibliothek

Die Deutsche Nationalbibliothek
verzeichnet diese Publikation in der
Deutschen Nationalbibliografie;
detaillierte bibliografische Daten sind
im Internet über http://dnb.d-nb.de
abrufbar.

© 2018 Georg Thieme Verlag KG
Rüdigerstraße 14
D-70469 Stuttgart
Telefon: +9/07 11/89 31-0
Homepage: http://www.thieme.de

Printed in Italy

Zeichnungen: Ziegler + Müller,
  Kirchentellinsfurt
Umschlaggestaltung: Thieme Gruppe
Umschlagbilder: Fotolia_ 662982269

Satz: Ziegler + Müller, Kirchentellinsfurt
Druck und Bindung: LEGO S.p.A., Vicenza

ISBN 978-3-13-242521-7

1 2 3 4 5 6

Wichtiger Hinweis: Wie jede Wissenschaft ist die Medizin ständigen Entwicklungen unterworfen. Forschung und klinische Erfahrung erweitern unsere Erkenntnisse, insbesondere was Behandlung und medikamentöse Therapie anbelangt. Soweit in diesem Werk eine Dosierung oder eine Applikation erwähnt wird, darf der Leser zwar darauf vertrauen, dass Autoren, Herausgeber und Verlag große Sorgfalt darauf verwandt haben, dass diese Angabe dem **Wissensstand bei Fertigstellung des Werkes** entspricht.

Für Angaben über Dosierungsanweisungen und Applikationsformen kann vom Verlag jedoch keine Gewähr übernommen werden. **Jeder Benutzer ist angehalten,** durch sorgfältige Prüfung der Beipackzettel der verwendeten Präparate und gegebenenfalls nach Konsultation eines Spezialisten festzustellen, ob die dort gegebene Empfehlung für Dosierungen oder die Beachtung von Kontraindikationen gegenüber der Angabe in diesem Buch abweicht. Eine solche Prüfung ist besonders wichtig bei selten verwendeten Präparaten oder solchen, die neu auf den Markt gebracht worden sind. **Jede Dosierung oder Applikation erfolgt auf eigene Gefahr des Benutzers.** Autoren und Verlag appellieren an jeden Benutzer, ihm etwa auffallende Ungenauigkeiten dem Verlag mitzuteilen.

Geschützte Warennamen (Warenzeichen) werden **nicht** besonders kenntlich gemacht. Aus dem Fehlen eines solchen Hinweises kann also nicht geschlossen werden, dass es sich um einen freien Warennamen handele.

Das Werk, einschließlich aller seiner Teile, ist urheberrechtlich geschützt. Jede Verwertung außerhalb der engen Grenzen des Urheberrechtsgesetzes ist ohne Zustimmung des Verlages unzulässig und strafbar. Das gilt insbesondere für Vervielfältigungen, Übersetzungen, Mikroverfilmungen und die Einspeicherung und Verarbeitung in elektronischen Systemen.

Inhalt

Einleitung 1

Definition von COPD 2

Diagnostik und Klassifizierung 3

Lungenfunktionsdiagnostik 4

Medikamentöse Therapie 12
Bronchodilatatoren... 12
Antientzündliche Medikamente 13

Nicht medikamentöse Maßnahmen 17

Pneumologische Rehabilitation 19

Therapie der respiratorischen Insuffizienz 22

Management der Exazerbationen 24

Komorbiditäten bei COPD 29

Arbeitsmedizinische Aspekte 31

Abkürzungen 32

Einleitung

Die vorliegende Leitlinie löst die Version aus dem Jahre 2007 ab. Die Vollversion der Leitlinie beinhaltet 34 Empfehlungen und 12 Statements.

Definition von COPD

Die chronisch obstruktive Lungenerkrankung (COPD, chronisch obstruktive Bronchitis und Lungenemphysem) ist charakterisiert durch:
- Atembeschwerden
- eine persistierende und üblicherweise progrediente Atemwegsobstruktion, assoziiert mit einer gesteigerten Entzündungsreaktion in den Atemwegen durch langjährige Inhalation von Partikeln und Gasen (in Deutschland und Österreich durch Tabakrauchen [auch passiv] und/oder Schadstoffexposition)

Exazerbationen und Komorbiditäten beeinflussen den Schweregrad.

Diagnostik und Klassifizierung

- Die Diagnose COPD ist bei allen Patienten mit Husten, Auswurf, Atemnot und einer Expositionsanamnese in Erwägung zu ziehen.
- Die Diagnose ist durch den Nachweis einer nicht vollständig reversiblen Atemwegsobstruktion zu sichern.

Anamnese
- Husten
- Auswurf
- Atemnot unter Belastung
- Exposition gegenüber Tabakrauch (aktiv [pack years] sowie passiv), berufliche Schadstoffexposition
- Frühgeburt
- Infekte in der Kindheit
- Angaben über Asthma, Allergien, andere Lungen- sowie HNO-Erkrankungen
- Exazerbationen mit und ohne Krankenhausaufenthalt
- Komorbiditäten (Herzerkrankungen und andere Erkrankungen)
- gegenwärtige Medikation
- körperliche Aktivität

Körperliche Untersuchungsbefunde (häufig bei mittelschwerer und schwerer Erkrankung)
- verlängerte Exspiration, Giemen, Pfeifen und Brummen
- Lungenüberblähung mit tief stehenden Zwerchfellen, ggf. Fassthorax, und Einziehungen im Bereich der Flanken
- zentrale Zyanose
- periphere Ödeme

Lungenfunktionsdiagnostik

Die Definition der Obstruktion erfolgt auf Grundlage der postbronchodilatatorisch gemessenen Werte:
- nach GOLD: Tiffeneau-Index (FEV_1/FVC) < 70% Soll
- nach DGP/Atemwegsliga (angewendet in dieser Leitlinie): FEV_1/FVC < als die untere Normgrenze (LLN = Lower Limit of Normal). LLN entspricht der 5%-Perzentile des GLI-Sollwerts. Daraus ergeben sich Unterschiede zur GOLD-Definition, da die LLN mit zunehmendem Alter sinkt.
- Bei einzelnen Patienten mit ausgeprägtem Emphysem und erheblicher Lungenüberblähung findet sich keine Einschränkung von FEV_1/FVC. Die Diagnose wird dann bodyplethysmografisch gestellt: Erhöhung der funktionellen Residualkapazität, des Residualvolumens und der spezifischen Resistance.
- Die CO-Diffusionskapazität (DLCO) ist erniedrigt und korreliert mit dem Schweregrad des Emphysems.
- WHO-Definition der chronischen Bronchitis: Husten und Auswurf in mindestens 3 Monaten in 2 aufeinanderfolgenden Jahren. Auch wenn keine Obstruktion besteht (FEV_1/FVC normal), können ähnliche Symptome und Exazerbationen auftreten wie bei COPD.

Spirometrie: die wichtigsten Messwerte
- forcierte Vitalkapazität (FVC)
- Sekundenkapazität (FEV_1)
- Verhältnis FEV_1/FVC (Tiffeneau-Index)
- zusätzliche visuelle Bewertung des Flussvolumendiagramms (Mitarbeit?) empfohlen
- Messungen vor und 15 Minuten nach Inhalation eines SABA (bis zu 400 µg Salbutamol) oder 30 Minuten nach Inhalation eines SAMA (160 µg Ipratropiumbromid) oder 30 Minuten nach Inhalation von SAMA + SABA
- Eine persistente obstruktive Ventilationsstörung (die Voraussetzung für die Diagnose COPD) besteht, wenn FEV_1/FVC nach Bronchodilatation < LLN oder 70% Soll ist.
- Reversibilitätstest mit Kortikosteroiden in Ausnahmefällen: über 4–6 Wochen mit hoher ICS-Dosis
alternativ 14 Tage 20–40 mg Prednisolon oral

Lungenfunktionsdiagnostik

- Gute Reversibilität (> 400 ml) spricht eher für Asthma.
- wenn sich die Obstruktion normalisiert → COPD ausgeschlossen

> Auf der **postbronchodilatatorischen FEV$_1$** basieren:
> - Schweregradeinteilung der Obstruktion
> - Aussagen über die Prognose
>
> **Die medikamentösen Therapieempfehlungen richten sich hingegen nach den Symptomen und nach dem Exazerbationsrisiko** (s. Seite 15 ff).
>
> Die **Peak-Flow-Messung** ist für die Diagnosestellung der COPD nicht geeignet.

Weitere Lungenfunktionsuntersuchungen

Eine Diskrepanz zwischen FEV$_1$ oder FEV$_1$/FVC und Symptomen soll durch weitere Lungenfunktionsuntersuchungen abgeklärt werden:
- Bodyplethysmografie
- CO-Diffusionskapazität (DLCO, single breath)
- Blutgasanalyse
  - pulmonale Insuffizienz: paO$_2$-Wert < 8,0 kPa (60 mmHg)
  - ventilatorische Insuffizienz (Hyperkapnie):
    paCO$_2$ > 6,0 kPa (= 45 mmHg).
- Pulsoxymetrie
  zur Kontrolle der Oxygenierung als Verlaufsparameter, in Ruhe, nachts, unter Belastung, zur Einstellung einer Sauerstofftherapie in Notfällen
  - anzustreben ist eine Sauerstoffsättigung > 90 %

Belastungstests

- 6-Minuten-Gehtest → Einschätzung der Leistungsfähigkeit, Überprüfung von Therapieeffekten
- spiroergometrische Untersuchung → Differenzialdiagnose der Belastungsdyspnoe, Objektivierung der Einschränkung der körperlichen Belastbarkeit (Minderung der Erwerbsfähigkeit, Invaliditätsgrad)

Röntgenaufnahmen der Thoraxorgane in 2 Ebenen bei Erstdiagnose zum Erkennen von:
- Lungentumoren, Tuberkulose, Lungenparenchymerkrankungen, Lungenstauung etc.
- großen Emphysemblasen
- pleuralen Veränderungen

Computertomografie des Thorax
Technik: Multidetektor-CT, 5-mm-Schichten und 1-mm- bis 1,5-mm-Rekonstruktionen. Kontrastmittel bei Verdacht auf Tumoren und Lungenembolie erforderlich.
- Abklärung pathologischer Befunde auf der Thoraxübersichtsaufnahme
- zur Phänotypisierung: Beurteilung der Bronchien (chronische Bronchitiskomponente) und des Emphysems (Quantifizierung mit Spezialsoftware, Verteilung)
- Nachweis von Komorbiditäten (Tumoren, Bronchiektasen)
- Verdacht auf Lungenembolie
- unklare Hämoptoe
- Differenzialdiagnostik diffuser Lungenparenchymerkrankungen, pleuraler Erkrankungen
- vor möglichen interventionellen oder operativen Eingriffen wegen COPD (Bullektomie, Volumenreduktion, Resektion wegen Bronchiektasen, Lungentransplantation)

Laboruntersuchungen
- Differenzialblutbild (wegen Eosinophilie)
- Elektrolyte und Nierenfunktion
- Immunglobuline bei häufig exazerbierenden Patienten
- Alpha$_1$-Protease-Inhibitor bei früh einsetzender COPD-Erkrankung oder mit basal betontem panlobulärem Lungenemphysem
- bei Exazerbation: Blutbild, CRP, Blutgasanalyse
- bei klinischem Verdacht auf Lungenembolie und Herzinsuffizienz: D-Dimere, Brain natriuretic Peptide (BNP), Troponin

Sputumdiagnostik
Morgensputum, innerhalb von 2–4 Stunden im bakteriologischen Labor bearbeiten. Das Sputum ist purulent, wenn ≥ 25 Neutrophile pro Gesichtsfeld und ≤ 10 Plattenepithelzellen pro Gesichtsfeld gezählt werden.

- bei schweren/sehr schweren Exazerbationen
- bei fehlendem Ansprechen auf eine kalkulierte antiinfektiöse Therapie nach 72 Stunden
- rezidivierende Exazerbationen (≥ 2 pro Jahr)
- Bronchiektasen
- immunkompromittierte Patienten

Elektrokardiogramm und Echokardiografie
- zur Differenzialdiagnose von kardiovaskulären Erkrankungen, die mit ähnlichen Symptomen einhergehen können
- zur Abschätzung der Auswirkungen der COPD auf das Herz-Kreislauf-System

COPD-Bewertung (Assessment)

Tabelle **1** Schweregrad der Obstruktion bei COPD nach GOLD 2018 und DGP Spirometrieleitlinie 2015.

Schweregrad der Obstruktion			
nach GOLD 2018 $FEV_1/FVC < 70\%$ vom Soll nach Bronchodilatation		nach Spirometrieleitlinie 2015* $FEV_1/FVC < LLN$ nach Bronchodilatation	
Schweregrad	FEV_1 (nach Bronchodilatation)	Schweregrad	FEV_1 (vor Bronchodilatation, GLI-Sollwerte)
IV (sehr schwer)	< 30% Soll	III (schwer)	< 40% Soll
III (schwer)	≥ 30–49% Soll		
II (mittelgradig)	50–79% Soll	II (mittelschwer)	≥ 40–60% Soll
I (leicht)	≥ 80% Soll	I (leicht)	> 60% Soll

* der Deutschen Atemwegsliga, der Deutschen Gesellschaft für Pneumologie und Beatmungsmedizin und der Deutschen Gesellschaft für Arbeitsmedizin und Umweltmedizin. Pneumologie 2015; 69: 147–164

Zweidimensionale Einschätzung der COPD
Die Gruppen A, B, C und D werden anhand des Exazerbationsrisikos und der Intensität der Symptome unterschieden (Abb. **1**).

Exazerbationsrisiko
- Gruppen A oder B: nicht erhöht
- Patienten mit 0–1 ambulant behandelten Exazerbationen im vergangenen Jahr

- Gruppen C oder D: erhöht
- Patienten hatten im vergangenen Jahr mindestens 1 stationär behandelte oder mindestens 2 ambulant behandelte Exazerbationen.

Symptome
- Gruppen A und C: gering symptomatisch, CAT-Score < 10
- Gruppen B und D: höhergradig symptomatisch, CAT-Score ≥ 10

Komorbiditäten
- beeinflussen die Schwere der Symptome und den Verlauf der COPD
- werden bei der Einteilung in die Gruppen A, B, C und D nicht berücksichtigt

> Beispiel: Ein Patient mit einer postbronchodilatatorisch gemessenen FEV_1 von 45 % des Solls, einem CAT-Score von 25 und 2 mit Antibiotika behandelten Exazerbationen im letzten Jahr hat einen Schweregrad der Obstruktion III nach GOLD und gehört in die Gruppe D (nach GOLD).

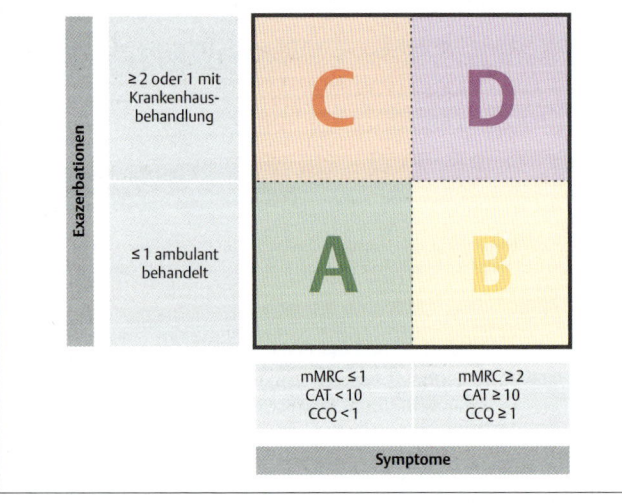

Abb. 1 Zweidimensionale Einschätzung der COPD.

Diagnostischer Algorithmus

Initiale Diagnostik: Anamnese, körperliche Untersuchung, Thoraxaufnahme in 2 Ebenen, Spirometrie.

Weitere Diagnostik ist erforderlich,
- wenn COPD-Symptome bestehen bei $FEV_1/FVC > LLN$ (oder > 70%) → Ganzkörperplethysmografie zur Messung der Überblähung und Prüfung auf Restriktion durchführen.
- bei Diskrepanz zwischen Belastungsdyspnoe und den spirometrisch gemessenen Volumina → DLCO messen (Emphysemphänotyp) und RV (Residualvolumen) bodyplethysmografisch bestimmen
- Bei isolierter Erniedrigung des DLCO an interstitielle Lungenerkrankung, pulmonale Hypertonie denken.

Bei unklar gebliebener Dyspnoe → kardiale Erkrankungen, Anämie, interstitielle Lungenerkrankungen, pulmonale Hypertonie, Lungenembolie, Schlafapnoe, neuromuskuläre Erkrankungen etc. abklären.

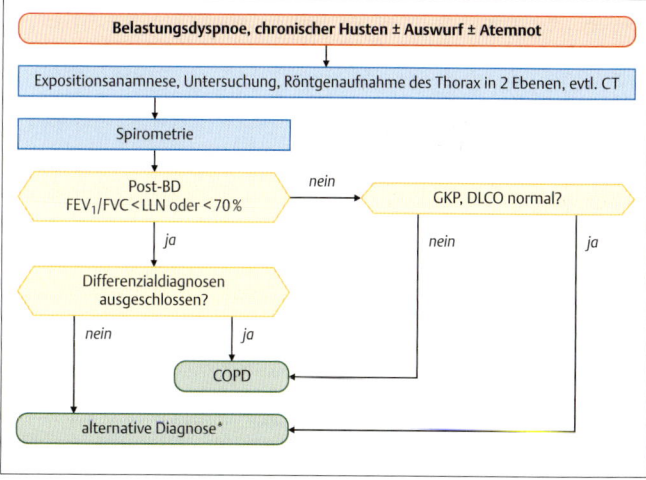

Abb. 2   Diagnostischer Algorithmus der COPD.
* Bei einer spirometrisch gemessenen Obstruktion mit Hinweis auf das Vorliegen einer zentralen Atemwegsstenose → Bronchoskopie durchführen

Differenzialdiagnosen
Die wichtigste Differenzialdiagnose ist Asthma. Die Unterscheidung zwischen Asthma und COPD ist häufig schwierig (Tab. 2).

Merkmale, die zu Asthma und COPD passen, können auch gemeinsam vorkommen: Asthma COPD Overlap (ACO).

Tabelle 2 Differenzialdiagnose Asthma und COPD.

Merkmal	Asthma	COPD
Alter bei Erstdiagnose	häufig: Kindheit, Jugend	meist nicht vor der 6. Lebensdekade
Anamnese	Familienanamnese oft positiv	
Tabakrauchen inhalative Noxen	kein direkter Kausalzusammenhang; Verschlechterung durch Tabakrauchen möglich	direkter Kausalzusammenhang
Atemnot	anfallsartig, wechselnd Auslöser: Allergene, chemische/physikalische/seelische Belastung	Atemnot bei Belastung
Verlauf	variabel, episodisch	meist progredient
Allergie	häufig	kein direkter Kausalzusammenhang
Obstruktion	variabel, reversibel, oft aktuell nicht vorhanden	immer nachweisbar
DLCO	meistens normal	meistens erniedrigt
FeNo	oft erhöht	normal bis niedrig
Reversibilität der Obstruktion	diagnostisches Kriterium, oft voll reversibel	nie voll reversibel
Überempfindlichkeit der Atemwege	ja	ja
Ansprechen der Obstruktion auf OCS	regelhaft vorhanden	bei Exazerbation

Weitere Differenzialdiagnosen der COPD

Tabelle **3** Wichtige Differenzialdiagnosen der COPD mit Atemwegsobstruktion.

Diagnose oder Symptom	weiterführende Diagnostik
Asthma	s. Tab. **2**
Linksherzinsuffizienz	EKG, UKG, Röntgenaufnahme, Biomarker Lungenfunktion: Restriktion, ggf. zusätzlich Obstruktion („Asthma cardiale"), evtl. dünnflüssiges Sputum
Bronchiektasenkrankheit	HR-CT oft großes Sputumvolumen, aber auch Reizhusten möglich Lungenfunktion: oft Obstruktion
Sarkoidose Stadium III und IV	Lungenfunktion: häufig teilreversible Bronchialobstruktion
Tuberkulose, auch als posttuberkulöses Syndrom	Lungenfunktion: fixierte Obstruktion möglich
Bronchiolitis obliterans	idiopathisch, Infekt, akute inhalative Noxen, rheumatoide Arthritis, Lungentransplantation HR-CT: „mosaic pattern" Lungenfunktion: oft fixierte Obstruktion
Tumor	Bronchoskopie zum Nachweis einer zentralen Atemwegsstenose

Medikamentöse Therapie

- bevorzugt: inhalative Applikation für Bronchodilatatoren und ICS
- individuelle Auswahl des Inhalators: MDI, DPI, MDI mit Spacer, Vernebler – je nach Verfügbarkeit, Atemtechnik und Präferenz des Patienten
- Inhalationstraining, Kontrolle der Inhalationstechnik im Verlauf erforderlich

Bronchodilatatoren

Basismedikamente bei COPD, kurzwirksame Substanzen (SABA, SAMA) für die Bedarfsmedikation, langwirksame Substanzen (LABA, LAMA) für die Dauertherapie → Besserung der Lungenfunktion, der Dyspnoe, der Lebensqualität und der Exazerbationsrate.

Anticholinergika
- SAMA: Ipratropium
- LAMA:
  - Aclidinium (12 Stunden wirksam)
  - Glycopyrronium, Tiotropium, Umeclidinium (24 Stunden wirksam)

Unerwünschte Effekte: Mundtrockenheit.
Cave: Harnverhalt bei Prostatahyperplasie und Anstieg des Augendrucks bei Engwinkelglaukom.

Beta$_2$-Sympathomimetika
- SABA: Fenoterol, Salbutamol, Terbutalin
- LABA:
  - Formoterol, Salmeterol (12 Stunden wirksam)
  - Indacaterol, Olodaterol, Vilanterol (24 Stunden wirksam)
  - Vilanterol: nur in Kombinationspräparaten verfügbar

Unerwünschte Effekte: Palpitationen, Tremor, Herzrhythmusstörungen, Hypokaliämie, Hustenreiz in den ersten Sekunden nach der Inhalation von Indacaterol.

Theophyllin
- schwach wirksamer Bronchodilatator, oral und i.v. verfügbar

Unerwünschte gastrointestinale Effekte, atriale und ventrikuläre Rhythmusstörungen, zerebrale Krampfanfälle, Schlafstörung, Muskelkrämpfe.

Wegen ungünstiger Wirkung/Nebenwirkungsverhältnis Mittel der letzten Wahl.

Cave: enge therapeutische Breite, Interaktionen.

Antientzündliche Medikamente

Inhalative Kortikosteroide (ICS)
- limitierte Effekte auf die pulmonale und systemische Inflammation bei COPD
- als Monotherapie kontraindiziert
- Einsatz auf spezielle Situationen begrenzt:
  ACO; Gruppen C und D (in der Regel Obstruktionsgrad 3 und 4), wenn duale Bronchodilatation nicht ausreicht
- falls bei fehlender Indikation eingesetzt → Ausschleichen unter LABA/LAMA-Therapie möglich
- Dosis-Wirkungs-Beziehungen nicht hinreichend bekannt, wahrscheinlich auch im niedrigen Dosisbereich wirksam

Unerwünschte Effekte in der Langzeittherapie: Pneumonie (dosis- und substanzabhängig), Hautatrophie und Einblutungen.

Systemische Kortikosteroide
- keine Dauertherapie
- bei mittelschwerer und schwerer Exazerbation: 40 mg oral für die Dauer von 5 (bis maximal 14) Tagen, danach abrupt absetzen

Phosphodiesterase-4-Inhibitor (Roflumilast)
- für die Exazerbationsprophylaxe bei dem Phänotyp chronische Bronchitis mit Obstruktionsgrad 3 und 4 und häufigen Exazerbationen als orale Zusatztherapie

Unerwünschte gastrointestinale Effekte, Gewichtsabnahme, Kopfschmerzen.

Fixe Kombinationen
(Wirkung im Vergleich zu den Einzelsubstanzen)
- SABA/SAMA → effektivere Bronchodilatation
- LABA/LAMA → effektivere Bronchodilatation, Exazerbationsprophylaxe, Besserung von Lebensqualität (QOL) und Dyspnoe
- LABA/ICS → effektivere Exazerbationsprophylaxe, Besserung von QOL
- LABA/LAMA/ICS → im Vergleich zu dualen Kombinationen → evtl. effektivere Exazerbationsprophylaxe

Dauertherapie mit Antibiotika
- Add-on zur inhalativen Therapie zur Senkung der Exazerbationsrate bei Besiedlung mit Pseudomonas aeruginosa. Es liegen nur Ergebnisse für 1 Jahr Therapiedauer vor.
- Azithromycin (250 mg/Tag oder 500 mg, 3 × pro Woche) oder
- Erythromycin (2 × 500 mg/Tag)

Unerwünschte Effekte: Zunahme der Resistenz, Hörverlust, Herzrhythmusstörungen, gastrointestinale Beschwerden.
Cave: Die Langzeitbehandlung mit Makroliden gegenwärtig nicht generell empfohlen.

Substitutionstherapie bei Alpha$_1$-Protease-Inhibitor-Mangel
- bei Homozygoten mit angeborenem Alpha$_1$-Protease-Inhibitor-Mangel
- zur Verlangsamung der Emphysemprogredienz – geringere jährliche Abnahme der FEV$_1$
- wöchentliche i. v. Applikation von Alpha$_1$-Protease-Inhibitor
- strikte Nikotinkarenz
- Eine Substitutionstherapie kommt vor allem bei Patienten mit FEV$_1$-Werten zwischen 30–65 % des Sollwerts und einem jährlichen FEV$_1$-Verlust > 50 ml in Betracht.

Mukopharmaka
- N-Acetylcystein, Ambroxol und Cineol: relative Indikation bei Patienten mit viskösem Sekret, Effekte gering
- zur Senkung der Exazerbationsraten bei dem Exazerbatorphänotyp
- weitere sekretolytisch wirksame Medikamente: Inhalation von Beta$_2$-Sympathomimetika in Kombination mit physiologischer oder hypertoner Kochsalzlösung; Theophyllin

Antitussiva
Bei nächtlichem Reizhusten:
- 30–60 mg Codein, 20–30 mg Dihydrocodein; 20–30 mg Dextromethorphan
  Cave: atemdepressive Wirkung bei Patienten mit Hyperkapnie
- codeinfreie Antitussiva: Noscapin, Levodropropizin, Pentoxyverin
- regelmäßige Einnahme von Antitussiva nicht empfohlen (maximal 3 Wochen)

Vasodilatatoren
Verursachen eine Verschlechterung der Oxygenierung, sind bei COPD kontraindiziert.

Stufentherapie
Die Empfehlungen für die Initiierung und Eskalation bzw. Deeskalation der Therapie richten sich nach dem Ausmaß der Symptomatik und der Exazerbationsanamnese (Abb. **3**).

> - Bei Diskrepanz zwischen Einschränkung der Lungenfunktion und Symptomen ist die Lungenfunktion für die Therapieentscheidung zu berücksichtigen.
> - COPD-Patienten mit schwergradiger Obstruktion können durch maximale Einschränkung ihrer körperlichen Aktivität wenig Symptome empfinden.

Gruppe A
- keine medikamentöse Therapie, falls keine Beschwerden geklagt
- SABA und/oder SAMA
- LABA oder LAMA

Gruppe B
- LABA oder/und LAMA
- Wenn das Hinzufügen eines 2. Bronchodilatators die Symptome nicht verbessert, kann der 2. Bronchodilatator wegen Unwirksamkeit wieder abgesetzt werden.
  In dieser Patientengruppe tragen häufig Komorbiditäten zur Symptomatik bei → Diagnostik und ggf. Behandlung der Komorbiditäten.

Symptome Ausmaß der Lungenfunktions-einschränkungen berücksichtigen	medikamentöse Therapie
wenig (z.B. CAT < 10) GOLD Gruppe A	▸ keine ▸ SABA und/oder SAMA ▸ LABA oder LAMA
viel (z.B. CAT ≥ 10) GOLD Gruppe B	▸ LABA oder LAMA ▸ LABA + LAMA
Exazerbationen > 1 oder Exazerbation mit Hospitalisierung GOLD Gruppen C und D	
nicht vorbehandelt	LAMA oder LAMA + LABA
vorbehandelt	LAMA + LABA
Eskalation/Wechsel	LABA + ICS ⟶ LAMA + LABA + ICS ± Roflumilast (Phänotyp chronische Bronchitis)

Abb. 3 Medikamentöse Dauertherapie der COPD.

Gruppen C und D
- bei bisher unbehandelten Patienten → LAMA oder LABA + LAMA
- bei schwerer Symptomatik oder Vorbehandlung → LABA + LAMA
- bei häufigen Exazerbationen:
  - Wechsel zur LABA/ICS
  - Eskalation zu einer Triple-Therapie mit LAMA/LABA/ICS
- bei ACO → LABA/ICS oder LABA/LAMA/ICS
- falls unter ICS weiterhin Exazerbationen auftreten → ICS absetzen
- bei FEV_1 < 50 % des Solls und chronischer Bronchitis → Roflumilast
- Makrolide: wegen Nebenwirkungen, fehlender Langzeitergebnisse, Resistenzentwicklung → keine generelle Empfehlung

Nicht medikamentöse Maßnahmen

Die nicht medikamentösen Therapieoptionen unterteilen sich in Prävention, nicht medikamentöse Behandlung und apparative/operative Behandlung.

Tabelle 4   Nicht medikamentöse Therapieoptionen bei COPD.

Prävention	nicht medikamentöse Behandlung	apparative/operative Behandlung
Raucherentwöhnung	körperliches Training	Langzeitsauerstofftherapie
Schutzimpfungen	Patientenschulung	nicht invasive Beatmung
Arbeitsplatzhygiene	physiotherapeutische Atemtherapie	Lungenvolumenreduktion
	Ernährungsberatung	Lungentransplantation

Prävention
- **Raucherentwöhnung**
  Tabakentwöhnung: wirksamste und kosteneffektivste Einzelmaßnahme
  Entwöhnungsberatung bei jeder Konsultation
  Ergänzung durch medikamentöse Unterstützung:
    - Nikotinersatztherapie: Nikotinnasenspray, Nikotinkaugummi, Nikotinpflaster, untereinander auch kombinierbar
      bei akutem Herzinfarkt oder Schlaganfall: 2 Wochen abwarten
    - Bupropion: 12 Monate Therapie, mit Nikotinersatzmittel kombinierbar
    - Vareniclin: partieller Nikotinagonist, 12–24 Wochen Therapiedauer, die wirksamste Maßnahme, nebenwirkungsarm
    - E-Zigaretten für die Raucherentwöhnung: Es liegen keine eindeutigen Daten für die Wirksamkeit vor.
- **arbeitsplatzbezogene Schadstoffexpositionen**
  Alle inhalativen Noxen – einschließlich Passivrauchen – am Arbeitsplatz vermeiden.

- **Schutzimpfungen**
    - Influenzaschutzimpfung jährlich, möglichst erst in November verabreichen
    - Pneumokokkenschutzimpfung
        - nach STIKO: ab dem 60. Lebensjahr als Standardimpfung mit dem 23-valenten Polysaccharidimpfstoff (PSV23), Wiederholungsimpfung nach frühestens 6 Jahren
        - österreichischer Impfplan 2017: ab dem 50. Lebensjahr als Indikationsimpfung mit dem 13-valenten Konjugatimpfstoff (PCV13), nach ≥ 1 Jahr eine Impfung mit dem Polysaccharidimpfstoff (PSV23), wenn der Patient früher nicht mit PSV23 geimpft worden war

Pneumologische Rehabilitation

Komponenten der pneumologischen Rehabilitation:
- Optimierung der Pharmakotherapie
- Tabakentwöhnung
- körperliches Training
- Patientenschulung
- Atemphysiotherapie
- Ergotherapie
- Ernährungsberatung
- Hilfsmittelversorgung
- soziale Betreuung
- psychosoziale Beratung und Therapie

Körperliches Training
- wesentliche Komponenten: Kraft, Ausdauer, Beweglichkeit und Koordination
- Intervalltraining mit Pausen bei schwerer Beeinträchtigung
- Gehhilfen und die Gabe von Sauerstoff möglich
- bei Atemmuskelschwäche → Training der Inspirationsmuskulatur
- Fortsetzung der Trainingstherapie am Wohnort nach Beendigung der Rehabilitation durch Heimtraining (Treppensteigen, Gehtraining)
- Teilnahme an ambulanten Lungensportgruppen

Patientenschulung
- wichtiges Therapieelement für alle Schweregrade der Erkrankung
- Verbesserung der Inhalationstechnik
- Steigerung der Selbstkontrolle (z. B. bei Exazerbationen)
- Reduktion der Zahl der Exazerbationen
- Steigerung der Lebensqualität
- Nachschulungen sind nach 2 Jahren sinnvoll

Physiotherapeutische Atemtherapie
Die wichtigsten Effekte, die erzielt werden können:
- Verbesserung von Sekretelimination durch geeignete Atemtechniken und verschiedene PEP-Systeme
- Abnahme des Hustens
- Linderung der Atemnot durch die dosierte Lippenbremse, Training der Zwerchfellatmung, atemerleichternde Körperpositionen

Ernährungstherapie
- bei Adipositas: Normalisierung des Body-Mass-Index anstreben
- bei Untergewicht: orale Nährstoffzufuhr, ggf. Ernährungssupplementierung → Verbesserung der Kraft der Atemmuskeln und des Gesundheitsstatus
- Kombination der Ernährungstherapie mit körperlichem Training

Behandlung der schweren Dyspnoe bei fortgeschrittener Erkrankung
- Morphin bei schwerer Dyspnoe
  Cave: Atemdepression, unter stationären Bedingungen einleiten.
- refraktäre schwere Dyspnoe: Behandlung durch multidisziplinäres Palliativteam

Behandlung von Angst und Depression
- Die Effekte von Antidepressiva bei Patienten mit COPD können nicht hinreichend bewertet werden.
- Verhaltenstherapie, Yoga, Relaxation können die Atemnot lindern.

Palliative Therapie
Ziel der Palliativtherapie ist die Kontrolle der Hauptsymptome: Atemnot, Müdigkeit, Angst, Depression und Schmerzen.
Ausmaß und Zeitpunkt der Einleitung einer palliativen Therapie bei COPD lassen sich heute noch nicht definieren.
Betreuung in einem Hospiz kann erforderlich werden.
Maßnahmen:
- Sauerstofftherapie (auch ohne Hypoxie)
- Opioide für die Therapie der Dyspnoe
- bei untergewichtigen Patienten: Ernährungstherapie mit Zusatznahrung
- Anabolika in Kombination mit physikalischer Therapie
- Behandlung der Angst und Depression

Intensität der eventuell erforderlich werdenden intensiven Therapiemaßnahmen mit dem Patienten und den Angehörigen klären!

Lungenvolumenreduktion
- zur Steigerung der Effizienz der Atemmuskulatur, der Belastbarkeit und der Lungenfunktion, zur Linderung der Dyspnoe
- nach Ausschöpfung aller konservativen Maßnahmen einschließlich Rehabilitation

- Residualvolumen > 175 % Soll, FEV_1 < 45 % Soll
- Kontraindikation: Hyperkapnie > 55 mmHg, DLCO < 20 % Soll, 6-Minuten-Gehstrecke < 150 m, Komorbiditäten.

Methoden
- operative Lungenvolumenreduktion (LVRS)
- endoskopische Lungenvolumenreduktion: niedrigere periprozedurale Mortalität
  - endobronchiale Ventilapplikation: für Patienten mit geringer Kollateralventilation (Fissurintegrität im CT)
  - Coils unabhängig von Kollateralventilation

Lungentransplantation (LTx)
- COPD ist die häufigste Indikation.
- Überlebensvorteil nur, wenn erwartete 5-Jahres-Überlebensrate < 50 %
- wenn alle anderen Therapieverfahren (medikamentöse Therapie, LTOT, NIV, Trainingstherapie, Rehabilitation) ausgeschöpft sind
- Altersgrenze: etwa 65 Jahre
- Vorstellung in Transplantationszentren zur Evaluation für Transplantation

Therapie der respiratorischen Insuffizienz

Einschränkungen der Lunge → pulmonale Insuffizienz:
akut oder chronisch
Einschränkungen der Atempumpe → ventilatorische Insuffizienz:
akut oder chronisch

Lunge	Kompartiment	Atempumpe
pulmonale Insuffizienz	Störung	ventilatorische Störung
respiratorische Partialinsuffizienz $paO_2 \downarrow$, $paCO_2 \downarrow \rightarrow$	Blutgasanalyse	respiratorische Globalinsuffizienz $paO_2 \downarrow$, $paCO_2 \uparrow$
Sauerstoffgabe	Therapie	Beatmung

Abb. 4 Pathophysiologie und Therapie der respiratorischen Insuffizienz auf Basis der Blutgasanalyse.

Chronische pulmonale Insuffizienz
Langzeitsauerstofftherapie (LTOT)

Tabelle 5 Kriterien der Langzeitsauerstofftherapie (LTOT).

Indikation	paO_2 in Ruhe ≤ 55 mmHg
	paO_2 in Ruhe 50–60 mmHg bei Cor pulmonale/ Polyglobulie
	paO_2 unter Belastung ≤ 55 mmHg oder Hypoxämie im Schlaf
Verschreibungskriterien	stabile Krankheit, optimale Therapie
Kontraindikationen	keine (ventilatorische Insuffizienz beachten, ggf. NIV)
Ziel	paO_2 ≥ 60 mmHg oder Anstieg um 10 mmHg
	paO_2 ≥ 60 mmHg oder Belastbarkeit verbessert

- Patienten mit mäßiggradiger Hypoxämie (Werte höher als in der Tab. 5 angegeben) profitieren nicht von einer Langzeitsauerstofftherapie.
- Patienten, die weniger als 16/24 Stunden LTOT benutzen → profitieren nicht
- LTOT-Verordnung nach COPD-Exazerbation. Anhand der Blutgasanalyse erst nach 4 Wochen die endgültige Indikation stellen!
- Belastungshypoxämie in Ruhe bei über dem Grenzwert von 55 mmHg liegendem paO_2: Indikation kann für Zeiten der körperlichen Belastung einschließlich Lungensport gestellt werden.

Chronische ventilatorische Insuffizienz
Außerklinische Beatmung
- Augmentierung des Tidalvolumens mit konsekutiver $paCO_2$-Abnahme und atemmuskulärer Erholung

Man unterscheidet invasive außerklinische Beatmung (Trachealkanüle) und nicht invasive außerklinische Beatmung (NIV, über Gesichtsmaske).
- Indikation für NIV: bei ventilatorischer Insuffizienz ($paCO_2$ > 53 mmHg [7 kPa])
  - stabile COPD mit ventilatorischer Insuffizienz
  - wenn mindestens 14 Tage nach Beendigung der Beatmung bei Exazerbation noch Hyperkapnie ($paCO_2$ > 53 mmHg) persistiert
- intermittierender Modus, mindestens 6 Stunden täglich, vorwiegend während des Schlafs

Management der Exazerbationen

Definition, Differenzialdiagnosen
- akute, über mindestens 2 Tage anhaltende Verschlechterung der respiratorischen Symptome mit der Notwendigkeit einer Intensivierung der Therapie
- Zunahme der Dyspnoe, des Hustens, des Sputumvolumens und/oder der Sputumpurulenz
- wichtigste Differenzialdiagnosen:
  - dekompensierte Herzinsuffizienz
  - akutes Koronarsyndrom
  - Lungenarterienembolie
  - Pneumonie
  - Pneumothorax

Schweregrad der Exazerbation
- **leichte Exazerbation:** vom Patienten selbst behandelt (z. B. SABA, SAMA)
- **mittelschwere Exazerbation:** ärztliche Verordnung: OCS und/oder Antibiotikum
- **schwere Exazerbation:** stationäre Behandlung erforderlich
- **sehr schwere Exazerbation:** Therapie auf Intensivstation oder Intermediate Care erforderlich

Kriterien für eine Hospitalisierung
- schwere Dyspnoe
- schlechter Allgemeinzustand
- rasch progrediente Symptomatik
- Bewusstseinstrübung
- Zunahme der Ödeme
- instabile Komorbidität(en)
- Versagen der ambulanten Therapie
- Fehlen einer adäquaten häuslichen Versorgung

Kriterien für eine intensivierte Therapie
- schwere Dyspnoe, nicht korrigierbar durch Akuttherapie
- persistierende Hypoxämie (paO_2 < 55 mmHg) trotz Sauerstoffgabe
- progrediente Hyperkapnie mit respiratorischer Azidose (pH < 7,35)
- Kreislaufinsuffizienz

Medikamentöse und nicht medikamentöse Therapie
Die Dauertherapie mit LAMA, LABA und ggf. ICS sollte in der bisherigen Dosierung auch in der Exazerbation fortgeführt werden.

Antibiotika
- Beachte: Exazerbationen liegen meist virale Infekte zugrunde.
- kausale Bedeutung bakterieller Isolate unklar („Kolonisation", Infektion)
- wichtigste Erreger: Haemophilus influenzae und parainfluenzae, Streptococcus pneumoniae, Moraxella catarrhalis, Staphylococcus aureus, Enterobakterien, Pseudomonas aeruginosa
- abhängig von der Indikation: Schwere der Exazerbation, Schweregrad der Obstruktion (s. Abb. **5** und Tab. **6**)
- Sputumpurulenz: sensitiver, aber wenig spezifischer Parameter für die Indikation einer Antibiotikatherapie
- Therapieindikation nach CRP oder PCT: widersprüchliche Ergebnisse
- bei wiederholt erforderlicher Therapie: Antibiotikaklasse möglichst wechseln

Prävention von weiteren Exazerbationen

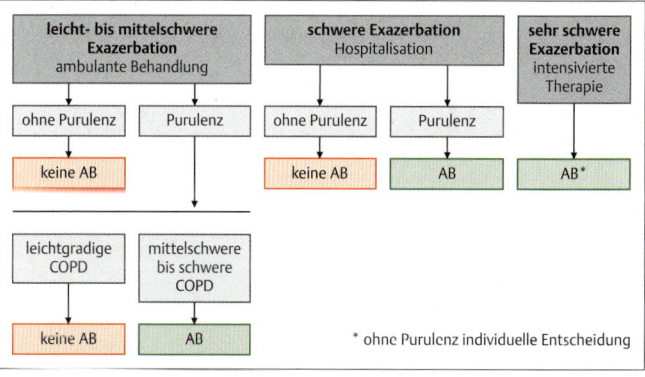

Abb. **5** Differenzialindikation der antibiotischen Therapie der akuten Exazerbation. AB = Antibiotika.

Tabelle 6 Therapiemaßnahmen bei der Exazerbation.

Medikament	leicht	mittelschwer	schwer	sehr schwer
SABA			SABA: 2–4 Hübe Dosieraerosol Wiederholung: 10–15 Minuten	
SAMA			4 Hübe, ggf. im Vernebler 250–500 µg	
SABA parenteral		–	–	■ Terbutalin 0,25–0,5 mg subkutan, alle 4 Stunden ■ Reproterol 0,09 mg langsam i. v. (Wiederholung nach 10 Minuten möglich) ■ Reproterol-Infusion: 0,018–0,09 mg/h (= 5 Amp Reproterol auf 50 ml, 2–10 ml/h)
OCS	40 mg Prednisolonäquivalent, 5 Tage, oral			oral oder i. v., ggf. bis zu 10 Tagen
Sauerstoff			2–4 l/min Nasensonde/Maske bei Hypoxämie **Cave:** Hyperkapnie	
High-Flow-Sauerstoff			20–60 l/min, vorgewärmt/befeuchtet; über spezielle Nasensonde, FiO₂ nach paO₂ (Zielwert > 60 mmHg)	

Fortsetzung nächste Seite

Tabelle 6 Fortsetzung

Medikament	leicht	mittelschwer	schwer	sehr schwer
Beatmung falls möglich NIV, keine Intubation			bei Hyperkapnie	
Theophyllin	akut: nicht empfohlen, chronische Therapie ggf. fortsetzen		ggf. als Ultima Ratio: ■ initial 5 mg/kgKG als Kurzinfusion ■ Erhaltungsdosis 0,5 – 0,7 mg/kgKG/h	
Diuretikum			initial bei Ödem 40 mg Furosemid i. v.	
Ernährung			orale Zusatznahrung, ggf. über Magensonde	
niedermolekulares Heparin			bei Immobilität, Exsikkose, thromboembolischer Vorerkrankung	
Antibiotika Therapiedauer: 5 – 7 Tage, oral falls möglich	keine	bei Purulenz: Amoxicillin mit/ohne Clavulansäure *alternativ:* Doxycyclin, Makrolid	ohne Pulurenz bei schwerer Exazerbation: keine AB gezielte antibiotische Therapie bei Purulenz initial z. B. Moxifloxacin, Levofloxacin	

Tabelle 7 Interventionen zur Senkung des Exazerbationsrisikos.

Interventionsart	Intervention
Bronchodilatatoren	LABA LAMA LAMA/LABA
Therapien mit Kortikosteroiden	LABA/ICS LAMA/LABA/ICS
antientzündlich (ohne Steroide)	Roflumilast
Antiinfektiva	Influenzavakzine
Mukoregulatoren	N-Acetylcystein Carbocystein Cineol
verschiedenes	Raucherentwöhnung Patientenschulung Rehabilitation/Lungensport LTOT, NIV Lungenvolumenreduktion

Komorbiditäten bei COPD

Komorbiditäten sind häufig und sollten proaktiv gesucht werden.

Patienten mit leichter und mittelschwerer Obstruktion sterben häufig an Komorbiditäten und nicht an COPD.

Therapie der Komorbiditäten → nach Leitlinien der Fachgesellschaften wie bei Patienten ohne COPD.

> Selektive Betablocker sind bei COPD nicht kontraindiziert.

Kardiovaskuläre Erkrankungen
- 2,5-fach höheres Gesamtrisiko für alle kardiovaskulären Erkrankungen:
  - KHK, Herzinfarkt
  - Herzrhythmusstörungen
  - Herzinsuffizienz
  - pAVK

Zerebrovaskuläre Erkrankungen: tendenziell gehäuftes Auftreten

Lungenkarzinom
- 2- bis 6-fach höheres Risiko von Rauchern mit COPD gegenüber Rauchern ohne COPD für die Entwicklung eines Lungenkarzinoms. Operabilität ggf. durch COPD eingeschränkt.
- flächendeckendes CT-Screening nicht empfohlen

Osteoporose
- Ein Drittel der Patienten mit COPD haben eine Osteoporose. Prädiktive und Risikofaktoren:
  - Emphysemschweregrad
  - erniedrigter BMI
  - OCS (ICS fraglich)
  - weibliches Geschlecht

Muskeldysfunktion (Sarkopenie)
- Abnahme der Muskelmasse → systemische Konsequenz der COPD
- körperliche Inaktivität entscheidend
- Muskeltraining, regelmäßige körperliche Aktivität zur Prophylaxe und Therapie

Metabolisches Syndrom/Diabetes
- 50% der Patienten mit COPD haben ein metabolisches Syndrom.

Mentale Erkrankungen
Kommen häufig vor.
- Angststörung (Panik)
- Depression

Arbeitsmedizinische Aspekte

Bronchitis und COPD durch arbeitsbedingte Einwirkungen
Exposition gegenüber irritativ wirkenden Dämpfen, Stäuben, Gasen und Rauchen am Arbeitsplatz.

Tabelle 8   Tätigkeiten mit langjähriger hoher beruflicher Exposition.

anorganische Stäube [475–477]	<ul><li>Bergbautätigkeiten (Kohle, Quarz)</li><li>Tunnelbauer</li><li>Metallschmelzprozesse</li><li>Koksofenarbeiter</li><li>Asphaltarbeiter</li><li>Zementarbeiter</li><li>Schweißer</li><li>Cadmiumarbeiter</li><li>Passivrauchexponierte (Gastronomie)</li><li>Personen mit beruflicher Exposition gegenüber Dieselmotoremissionen</li></ul>
organische Stäube [476, 478, 479]	<ul><li>landwirtschaftliche Tätigkeiten (Schweine- und Putenmast, seltener Milchviehwirtschaft)</li><li>Textilindustrie, Arbeiten mit Rohbaumwolle (unter anderem mit Endotoxinexposition)</li><li>Arbeiten mit Flachs, Jute (unter anderem mit Endotoxinexposition)</li><li>Arbeiten in der Getreideverladung (unter anderem mit Endotoxinexposition)</li><li>Arbeiten mit Exposition gegenüber Holzstäuben (Hartholz)</li></ul>
irritativ wirksame Gase [476, 480]	<ul><li>Ozon</li><li>Schwefeldioxid</li><li>Chlorgas, Ammoniak, Alkohole, Formaldehyd</li></ul>

Bei begründetem Verdacht auf eine Berufskrankheit ist eine Verdachtsanzeige erforderlich.

Abkürzungen

AB	Antibiotika
ACO	Asthma COPD Overlap
Amp	Ampulle
BMI	Body-Mass-Index
CAT-Score	COPD Assessment Test-Score
CRP	C-reaktives Protein, Entzündungsparameter
CT	Computertomografie
DGP	Deutsche Gesellschaft für Pneumologie und Beatmungsmedizin
DLCO	CO-Diffusionskapazität
DPI	Trockenpulverinhalator, Dry Powder Inhaler
EKG	Elektrokardiogramm
FeNo	Stickstoffmonoxid, exhalierte Fraktion
FEV_1	Sekundenkapazität
FiO_2	Sauerstofffraktion
FVC	forcierte Vitalkapazität
GLI	Global Lung Initiative
GOLD	Global Initiative for Chronic Obstructive Lung Disease
HNO	Hals-Nasen-Ohren
HR-CT	hochauflösende Computertomografie
ICS	inhalatives Kortikosteroid
i.v.	intravenös
KG	Körpergewicht
KHK	koronare Herzkrankheit
kPa	Kilopascal
LABA	langwirksames $Beta_2$-Sympathomimetikum

Abkürzungen

LAMA	langwirksames Anticholinergikum
LLN	Lower Limit of Normal, unterer Grenzwert
LTOT	Langzeitsauerstofftherapie
MDI	Metered Dose Inhaler
NIV	nicht invasive Beatmung
OCS	orales Kortikosteroid
paCO$_2$	Kohlendioxidpartialdruck
paO$_2$	Sauerstoffpartialdruck
pAVK	periphere arterielle Verschlusskrankheit
PCT	Procalcitonin, Entzündungsparameter
PEP-Geräte	Ausatemgeräte mit variablen Stenosen zur Ausatmung gegen Widerstände
p. o.	per os
QOL	Lebensqualität, Quality of Life
RV	Residualvolumen
SABA	kurzwirksames Beta$_2$-Sympathomimetikum
SAMA	kurzwirksames Anticholinergikum
UKG	Ultraschallkardiografie
WHO	Weltgesundheitsorganisation

Danksagung

Wir danken Frau Dr. Uta Butt für die organisatorische und redaktionelle Unterstützung.